AF322422

L'HOMŒOPATHIE.

De tout temps le public a voulu être trompé, et toujours igno-
rant, et toujours dupe, il court en quelque sorte au-devant de
tous les charlatans qui se présentent à lui : *vult decipi*, dit Pline;
mais les médecins, qui ne doivent avoir que des vues honnêtes,
peuvent-ils, pour lui plaire, trahir dans une affaire de cette importance leur conscience et leur lumière? leur sera-t-il permis,
sous un vain prétexte, de faire trafic de la santé des hommes et
de la soumettre, si j'ose le dire, à un vil intérêt?

Ce reproche, sans doute, ne devrait tomber que sur les charlatans de profession; mais la vérité me force d'avouer qu'il y en a
bien d'autres qui le méritent, peut-être avec autant de fonde-
ment; nous devons, cependant, rendre justice au plus grand
nombre des médecins français et étrangers, qui ont abandonné
cette absurde et dangereuse polypharmacie, pour s'en tenir à
un traitement simple et naturel, que la raison et le bon sens in-
diquent, et dont *Hippocrate* et ses successeurs ne se sont jamais
écartés. (Lieutaud), *Mat-Médicale*, tom. 1.

Homœopathie (*omoios*, semblable; *pathos*, affection ou maladie.) Quel beau mot que l'homœopathie, convenons-en tout d'a-
bord! qu'il est joliment forgé! qu'il est bien fait pour plaire aux
hellénistes et pour en imposer aux gens du monde! mais quel
dommage, ma foi! que ce ne soit là qu'un faux passe-port pour
une rêverie tudesque, qui, sous un masque scientifique, n'est,
au fond, que déception et mensonge.

Considérations préliminaires. Homœopathie, homœothéra-
peuthique, homœodynamie, homœosympathie, hahnemanisme,

1857

dynamopathie, doctrine homœo-organique : voilà les divers noms sous lesquels se présente ou plutôt se dissimule pédantesquement, comme quelque chose de sérieux, une des mystifications pseudo-scientifiques les plus risibles et les plus damnables dont notre pauvre espèce humaine ait jamais été dupe ou victime. Comprimons pourtant le rire sur nos lèvres déjà frémissantes ; contenons l'indignation toute prête à déborder de notre cœur ; cela n'est pas sans peine, je l'avoue, car je ne me pique pas d'être du nombre de ceux qui gardent une impartialité béate entre l'erreur et la vérité, entre la sotte recherche de la quadrature du cercle et l'irrationalité mathématique d'un tel problème, entre la superstition et la philosophie, entre la démagogie et la démocratie, entre le papier-monnaie et les espèces sonnantes, entre les panacées du charlatanisme et la médecine hippocratique, baconienne ou positive, c'est tout un pour moi. J'ai une haine vigoureuse, et je m'en vante, contre tout ce qui me paraît être évidemment absurdité et jonglerie ; ne tranchons ni du démocrite ni de l'héraclite ; défendons-nous autant que nous pourrons et de railler et de gémir. (Professeur Requin), *Dict. de Méd.*, page 331.

Disons tout bonnement aux lecteurs ce que c'est que l'homœopathie, ce qu'elle prétend et à quoi elle se réduit en réalité.

J'ai lu les livres de Hahnemann :

1° *L'Organon*, exposition de la doctrine médicale homœopathique, ou organon de l'art de guérir, catéchisme des dogmes fondamentaux de l'hérésie nouvelle, alcoran promulgué par le faux prophète, en l'année 1810 ; 2° Le *Traité de matière médicale pure* ; 3° Le traité intitulé : *Doctrine et traitement homœopathiques des maladies chroniques.*

Tous livres que Hahnemann a écrits en allemand, et qui ont été ensuite traduits en latin et en différentes langues modernes, tous traduits en français par Jourdan. La première traduction française de l'*Organon,* faite par un certain baron E... G... de Brunow, parut à Dresde en 1824 ; elle fit peu de bruit à Paris ; huit ans plus tard, en 1832, Jourdan donna tout à la fois la traduction de l'*Organon* et celle de la *Matière médicale pure :* l'homœopathie commençait alors à se faire des prosélytes en France. Dans une séance de l'Académie de médecine (10 mars 1835), où la question de l'homœopathie avait été soulevée, M. le professeur Bouillaud s'écriait : « Pour rejeter l'homœopathie, il suffit de lire les ouvra-« ges de Hahnemann, dans lesquels, assurément, on ne trouve » ni les connaissances ni le langage d'un médecin. »

J'ai lu Bigel et Jahr, deux apôtres bien et dûment avoués par le maître, qui s'est plu à les citer avec honneur dans ses écrits. Bigel est l'auteur d'un livre ayant pour titre: *Examen théorique et pratique de la méthode curative du docteur Hahnemann, nommée homœopathie* (Varsovie 1827).

Jahr est l'auteur des livres que voici :

1° *Notions élémentaires sur l'homœopathie* (Paris 1839) ;

2° *Nouvelle pharmacopée et posologie homœopathique* (Paris, 1841);

3° *Nouveau manuel de médecine homœopathique* (Paris, 1850, 4 vol.) Répertoire complet des prescriptions soi-disant thérapeutiques de Hahnemann et de ses plus fidèles et plus purs sectateurs, fastidieux compendium où, par ordre alphabétique, chaque maladie, chaque symptôme, chaque circonstance d'un cas donné a ses prétendus remèdes homœopathiques. Ainsi, par exemple, pour guérir les souffrances qui sont la suite d'un *amour malheureux*, nous trouvons cette prescription (je copie textuellement): *Hyosc. — ignat — phos. ac.* — un peu, un petit peu de jusquiame, de fève Saint-Ignace et d'acide phosporique : voilà donc par où seront guéries les cuisantes peines d'un amour rebuté, d'un mari trompé, d'une femme délaissée et trahie.

Croyez cela, bonnes gens, sans la moindre preuve d'observation ou de raisonnement. Eh bien, il y a huit cents pages pleines d'assertions de cet acabit-là ; on imagine bien, sans doute, que je n'ai pas lu d'un bout à l'autre un pareil livre ; que je ne me suis cru obligé qu'à le parcourir. A quoi comparer ce livre, pour l'assommant ennui qu'il nous cause ? ce serait lui faire encore beaucoup trop d'honneur que de le comparer à une table de logarithmes, à un catalogue d'étoiles, à un vocabulaire ; car ce sont là de précieux répertoires, où un calculateur, où l'astronome, où le linguiste puise, au besoin, des connaissances positives. Je ne saurais, ma foi, mieux le comparer qu'au grand *Esteilla*, grimoire de Cartomancie que parcourut dans le temps

mon inquiète curiosité, mais qui gît aujourd'hui ignominieuse-
ment dans un coin de ma bibliothèque : grimoire où l'as de pique
en position droite est un signe de fureur et de mort, en position
renversée un signe de grossesse et de fécondité, avec autant de
titre, je le jure, qu'une parcelle infinitésimale de fève Saint-
Ignace peut être proposée pour remède aux douleurs d'une ariane
abandonnée. (Professeur Requin), ouvrage cité.

J'ai lu aussi l'un des catéchismes les plus récents de la secte, le
Manuel de Griesselich, traduit de l'allemand, (Paris, 1849, in-12.)

Enfin, j'ai lu maintes et maintes brochures que je me dispense
d'énumérer ici; à quoi bon tirer de l'obscurité les noms de leurs
auteurs ?

Médecins qui avez l'esprit droit et positif, qui possédez une cer-
taine expérience des maladies et de leur marche, lisez vous-
mêmes, si vous en avez le temps, si le cœur vous en dit, lisez
comme moi toute cette littérature-là, faite tout au plus pour sé-
duire des femmelettes, des esprits poétiques, des pathologistes
de cabinet, des praticiens de salon et de boudoir. Lisez, et, si
tant est que vous ayez des doutes à l'endroit de l'homœopathie, il
ne vous en restera plus du tout; vous sentirez toute l'inanité de
la nouvelle hérésie cent fois mieux que je ne saurais la montrer
en quelques pages. Je désespère, quant à moi, de bien rendre
mes impressions de lecture homœopathique, de bien exprimer et
d'inculquer à mes propres lecteurs ma profonde et consciencieuse
conviction de ce que vaut l'homœopathie.

Il s'en faut de beaucoup que tous les homœopathes soient d'ac-
cord entre eux. Plusieurs ont protesté contre certains dogmes du
maître, et ont fait schisme. Griesselich, par exemple, s'élève
avec force contre un des points les plus fondamentaux de l'*Organon*, contre la théorie générale du mode mystérieux suivant lequel
les médicaments homœopathiques sont censés opérer la guéri-
son : à la fantastique hypothèse d'Hahnemann, il en substitue une
autre bien différente, mais qui n'est pas moins vaine. Curieuse
histoire, assurément, que l'*histoire des variations* de l'hérésie
homœopathique, qui date d'un demi-siècle à peine ! mais l'espace
me manque ici, non moins que le génie, pour être le Bossuet
d'une semblable histoire.

Ce que c'était que le docteur Hahnemann : Encore une re-marque préliminaire avant d'entrer dans le fond du sujet. S'il m'arrive, dans la chaleur de ma verve polémique, de laisser échapper par-ci, par-là, contre Hahnemann, quelque mot un peu dur, et à propos duquel certaines âmes trop charitables, trop bénignes, fussent tentées de me faire reproche, je tiens à me jus-tifier par avance ; je tiens à montrer que nous sommes envers cet homme-là dans notre droit de légitimes représailles, et que nous ne devons à sa mémoire aucune sorte d'égards confraternels.

Dans un coup-d'œil sur *l'allopathie*, qu'il a mis comme une une sorte de préface en tête de l'*Organon*, Hahnemann ne se fait pas faute de se répandre en invectives et en injures contre les mé-decins. Voici des échantillons de cette diatribe : « Le motif de se » maintenir en crédit, fait chercher aux médecins un nom dé-» terminé, grec surtout, pour désigner l'affection, afin de faire » croire au malade qu'on la connaît déjà depuis longtemps, et » qu'on n'en est que mieux en état de la guérir. Lorsqu'on s'est » rendu sourd à la voix de la conscience.... alors on est médecin » allopathe. Cet art funeste, qui depuis une longue suite de siè-» cles est en possession de statuer arbitrairement sur la vie et la » mort des malades, qui fait périr deux fois plus d'hommes que » les guerres les plus meurtrières, et qui en rend des milliers » d'autres infiniment plus souffrants qu'ils ne l'étaient dans » l'origine. »

Et dans l'*Organon*, mêmes explosions haineuses. Boutades sa-tyriques, parfois, il faut le dire, spirituellement tournées ; et vraies peut-être quant à quelques individus de notre profession, mais calomnieusement généralisées contre le corps médical tout entier. (P. 173, traduction de Jourdan.) « Quand nous avons passé » les premières années de la pratique, années bien dures, où l'on » se torture l'esprit pour trouver ce qui convient le mieux aux » malades, et où la conscience conserve encore le droit de se faire » écouter, quand nous sommes un peu au fait de la routine, c'est » alors un vrai plaisir d'être médecin. Il ne s'agit plus que » d'avoir un air suffisant, une voix de ténor qui commande le » respect, l'art de bien gesticuler avec les trois premiers doigts » de la main droite, en un mot, quelque chose de grave dans

» toute la personne, pour posséder tout le savoir du routinier,
» cet art divin que nul précepte ne peut enseigner. On conçoit
» bien d'ailleurs que les détails de la toilette, de l'ameublement,
» de l'équipage et du domestique, doivent être en parfaite har-
» monie avec le reste. (pag. 488.) Le jeu des obstructions et des
» lavements désobstruants est fini. C'était une pure manœuvre de
» finance, si ce n'était une pieuse fraude de l'inventeur. Avec de
» nombreux lavements, on peut convertir le gros intestin du
» campagnard même le mieux portant en organe producteur de
» matières contraires à l'ordre naturel des choses, de masses
» muqueuses diversement configurées, et de corps durs qui
» jouent toutes les couleurs. »

Voici encore comment l'insolent hérésiarque concluait un opus-
cule intitulé : l'*Allopathie* (publié en 1831) : « Les médecins étaient
» fort à plaindre *(avant l'homœopathie)*... Mais... depuis que cette
» médecine s'est fait connaître dans toute l'Europe par des actes
» surprenants, ceux qui la rejettent et la persécutent ne sont
» plus à plaindre. Leur persistance à suivre la méthode homicide
» des anciens les rendent objet de mépris et d'horreur ; l'*impar-
» tiale histoire flétrira leurs noms,* pour avoir dédaigné les se-
» cours qu'ils auraient pu donner à des malades dignes de com-
» passion, s'ils n'avaient pas fermé méchamment leurs yeux et
» leurs oreilles à la grande et salutaire vérité. »

Pardon pour de si longues citations, mais ne sont-elles pas
plus frappantes que tout ce que je pourrais dire ? ne dévoilent-elles
pas le plus clairement du monde la méchante nature, la nature
charlatanesque de Hahnemann ? Qui donc ne s'écriera désormais
avec nous : « *hé quoi ! d'un médecin est-ce là le langage ?* » Et ce
n'est pas seulement contre les médecins d'à-présent, contre ceux
qui ne se laissent pas éblouir par l'apparition du météore homœopathique, qu'Hahnemann vomit ses folles injures ; il va jusqu'à in-
sulter les mânes glorieux des maîtres de l'art les plus vénérés ; il
blasphème nommément, Stall et Dehaen ; il blasphème le divin
Boerhave ; il blasphème le divin Sydenham. Horreur ! impiété !
Oh ! ce n'est pas ainsi que parlent les hommes d'un vrai génie,
qui perfectionnent et réforment les sciences ! Newton, en ouvrant
une ère nouvelle à la mécanique céleste, en réduisant à la for-

mule mathématique de l'attraction tous les mouvements de notre système planétaire, n'outrageait point Hipparque, ni Ptolémée, ni Galilée, ni Képler, pour n'avoir pas eux-mêmes deviné ce que les progrès de l'astronomie et des mathématiques lui permettaient enfin à lui de découvrir. Laennec, non plus, en donnant à la médecine l'auscultation, en créant cette merveilleuse branche de séméiotique, ne méprisait pas pour cela les Corvisart et les Avenbrugger.

Non, Hahnemann, non, vous avez eu beau dire : ce n'est pas nous que l'*impartiale histoire flétrira*, mais c'est vous-même, vous, dont le nom ne figurera même pas à côté des Paracelse et des Vanhelmont, qui, malgré leurs excentricités, leurs hérésies, leurs charlataneries, n'en ont pas moins rendu de réels services à l'art ; mais à côté des hommes tels que Cagliostro, le comte Saint-Germain et autres soi-disant thaumaturges, qui n'ont été que d'habiles dupeurs, de hardis exploiteurs de la crédulité humaine.

Hahnemann, assurément, avait beaucoup d'esprit, une grande instruction scientifique et littéraire, une imagination brillante et fleurie. Aussi, avec toutes ces qualités-là, est-il fort agréable à lire toutes les fois qu'il soutient une thèse vraie. Rien, par exemple, de plus spirituel, de plus raisonnable tout à la fois que sa *Dissertation sur les formules en médecine*, l'un de ses opuscules antérieurs à la publication de l'*Organon*. Mais, après tout, Hahnemann était un esprit faux ; et voilà précisément par où ses grands talents, une fois fourvoyés et perdus pour la vraie médecine, n'ont abouti qu'à faire un grand scandale. C'est fort peu de chose, pour le service de la science, que d'être un bel esprit : il faut être surtout un bon esprit ; or, je le répète, Hahnemann était un esprit faux ; ce qui suffirait à démontrer cela, abstraction faite de l'homœopathie, c'est que de très-bonne foi d'abord, il ne vit dans l'historique de la médecine que l'histoire des divers systèmes, des diverses hypothèses qui n'ont eu leur temps de vogue que pour tomber ensuite en discrédit ; il ne sut pas, ce semble, reconnaître, à travers cette fumée, la tradition à peu près interrompue et l'accumulation progressive des connaissances réelles et certaines. Autre preuve d'esprit très-peu positif, très-peu baconien, c'est d'établir en principe que toutes les maladies doivent avoir chacune leur remède ; que la supposition contraire impliquerait contradiction avec l'idée de la bonté de Dieu : comme si les insondables desseins de la cause suprême devaient jamais être invoqués pour servir de prémisses aux raisonnements des sciences physiques et naturelles ; comme si, d'ailleurs, la saine métaphysique et même la foi orthodoxe ne s'accordaient pas à proclamer la nécessité, ici-bas, du mal physique, tout aussi bien que du mal moral ; comme si l'on était en droit d'espérer que les progrès de l'art dussent, un jour, parvenir à guérir toutes les maladies, et partant à rendre l'homme immortel.

Eh bien, donc, qu'arrive-t-il aux hommes qui ont l'esprit faux, mais en même temps supérieur à beaucoup d'égards ? Hommes de génie manqués, ils ont conscience de leurs belles qualités, et, suivant la loi générale de l'amour-propre humain, ne peuvent être mécontents de leur esprit ; ils s'aigrissent, s'irritent, se révoltent contre les censures que soulèvent leurs sophismes, leurs paradoxes, leurs paralogismes. Ils se croient méconnus, incompris, persécutés, et tournent à la folie ou à la méchanceté ; indignés de ne pas trouver grand crédit auprès des gens éclairés, ils s'adressent à la foule ignorante. Dans la politique, ils se font démagogues ; dans la médecine, ils se font charlatans.

Tel fut Hahnemann.

Exposé de la doctrine de Hahnemann : premièrement, l'individualité des maladies :

1° Une maladie étant donnée, Hahnemann ne veut pas que, pour la traiter, il s'agisse le moins du monde de la nommer, de la rapporter à un genre, à une espèce déterminée, en un mot de la diagnostiquer ; il renie ceux qui prennent à cœur de reconnaître si la maladie est une pleurésie, un cancer d'estomac, etc. « Tout médecin, dit-il, qui traite les maladies d'après des caractères » si généraux, s'arrogeât-il même le titre d'homœopathiste, » n'en est pas moins dans la réalité un allopathiste généralisa- » teur, car on ne peut pas concevoir d'homœopathie sans l'indi- » vidualisation la plus absolue. » *(Organon, pag. 11.)*

2° Hahnemann prétend fonder *le traitement de la maladie sur la seule et unique considération des symptômes.* Nul besoin de physiologie, nul besoin de nosographie, mais il faut seulement relever tous les symptômes jusque dans leurs détails les plus minutieux. Il ne s'agit pas de savoir s'il y a pleurésie, hépatite, fièvre typhoïde, mais s'il y a de la toux, et quelle sorte de toux; si la céphalalgie est nocturne ou diurne, frontale ou occipitale, avant ou après le repas, etc., et tout cela sans prétendre le moins du monde former des inductions diagnostiques. Mais à chaque espèce de symptôme, voire même à chaque variété, fût-elle des plus insignifiantes et des plus puériles, la règle est d'opposer un remède spécifique. La médecine de Hahnemann n'est donc que la médecine symptomatique, laquelle, assurément, n'est pas aux yeux de la raison la meilleure médecine possible, mais à laquelle on ne doit avoir recours que faute de mieux.

3° *Traitement.* — *Hahnemann rapporte toutes les médications à trois méthodes principales que voici :* 1° *Méthode allopathique* ou *hétéropathique,* celle qui consiste à exciter une sorte de maladie artificielle, différente de la maladie naturelle, et à faire ainsi diversion à celle-ci par le moyen de celle-là : ainsi, combat-on, par exemple, l'érysipèle par les purgations, le catharre pulmonaire par les vésicatoires?

2° *Méthode énanthiopathique ou antipathique,* celle qui consiste à mettre en œuvre un agent directement contraire à la cause morbifique : exemple, l'eau froide en cas de brûlure, la purgation pour la constipation, les neutralisants chimiques pour les empoisonnements. Voilà les deux méthodes qui constituent l'ancienne médecine et qui se trouvent formulées sous le viel axiôme : *contraria contrariis curantur.*

3° *Méthode homœopathique,* celle qui emploie un agent capable de déterminer des symptômes semblables à ceux de la maladie naturelle, et voici, suivant Hahnemann, dans l'ancienne médecine elle-même, de prétendus exemples de la cure homœopathique : le quinquina pour les fièvres intermittentes, le mercure pour la syphilis, le soufre pour la gale. Dans ces différents cas, il ne s'agit que de médicaments administrés à doses raisonnables; et quelle analogie peut-il y avoir entre l'action de ces doses-là et les doses infinitésimales, qui sont, comme nous allons le voir plus bas, et, comme bien des lecteurs le savent déjà sans doute, la règle absolue du formulaire homœopathique, et, disons-le sur-le-champ, la neutralisation pratique de l'étrange théorie *similia, similibus?*

Étrange théorie, en effet, que celle qui indique pour la cure du coma, par exemple, un agent narcotique ; pour celle de la fièvre, un agent pyrétogénétique ! cela ne répugne-t-il pas à la raison ?

4° Hahnemann, toujours entraîné par la nature de son esprit à n'envisager dans une question qu'une seule face et à ne l'envisager qu'à travers le mirage d'une imagination grossissante, pose en principe, qu'*il n'y a, pour bien connaître l'action des médicaments, d'autre moyen que de faire des expériences sur soi-même ou sur autrui dans l'état de santé ;* ce serait déjà un grand tort que de se borner à ce point de vue exclusif, comme s'il n'existait pas de médicaments dont l'action ne s'adresse qu'à telle ou telle circonstance morbide et ne peut se révéler hors de là ;

5° L'homœopathie se fait une règle, et en cela, certes, nous ne trouvons rien à redire, de *ne point mélanger les médicaments les uns avec les autres*, mais *de les employer toujours simples.* Seulement, pour les administrer à dose infiniment petite, elle les incorpore à certains excipients qu'elle considère comme tout-à-fait incapables d'en dénaturer les propriétés. Ces excipients, les voici, au nombre de quatre : 1° l'eau pure ; 2° l'alcool (d'où les teintures homœopathiques) ; 3° le sucre de lait, pour les poudres ; 4° les globules, formés de sucre et d'amidon, sorte de nompareille qu'on imprègne un tant soit peu d'une solution homœopathique ;

6° Venons à l'exposition de cette *posologie infinitésimale*, qui est, en vérité, une billevesée prodigieuse, inouïe, abasourdissante.

Voici comment on procède à cette atténuation (c'est le terme technique consacré par l'homœopathie). 1re *Atténuation :* pour un grain du médicament, quantité centuple d'excipient, en sorte que chaque grain de la poudre, ou chaque goutte de la solution contienne seulement un centième (0,01) de grain du médicament ; 2e *atténuation :* pour ce centième de grain, cent grains d'excipient de

rechef ; le médicament n'est donc là que dans la proportion d'un dix-millième (0,0001) ; 3ᵉ *atténuation* : pour un dix-millième de grain, encore cent grains d'excipient, la proportion du médicament est alors d'un millionième (0,000001). Hahnemann est allé jusqu'à la 30ᵉ atténuation, c'est-à-dire jusqu'à la fantastique proportion d'un novemdecillionième (0,000000000000000000000000000000 00000000000000000000000000000001.) Un homœopathe de Saint-Pétersbourg, le docteur Korsakoff, est allé beaucoup plus loin encore ; il a poussé la réduction des doses jusqu'à la 1500ᵉ atténuation, c'est-à-dire à une fraction de grain qui n'a de nom dans aucune langue, et qui, pour être exprimée en chiffres, demanderait une fière bande de papier ; avec l'unité pour numérateur, cette fraction devrait avoir pour dénominateur l'unité accompagnée de 3,000 zéros. Quelle plaisante mystification, grand Dieu ! Avant de passer outre, notons, pour initier nos lecteurs à toute la finesse du langage homœopathique, que l'atténuation qui se fait par la voie liquide prend le nom de dilution. Mais, écoutez, voici qui est curieux et mirifique : ces atténuations, poussées à des degrés si fabuleux, ne font, suivant Hahnemann, que rendre plus énergique l'action thérapeutique du médicament ; et, savez-vous pourquoi ? C'est que l'homœopathie, dit-il, ne réclame pas l'action primitive du médicament, mais seulement la réaction de l'organisme. Comme si, avec un agent réduit à n'être plus qu'un infiniment petit, qu'une sorte d'idéal mathématique sans réalité physiquement appréciable, quelque action demeurait encore possible, et comme si, à zéro d'action, nous étions en droit d'attendre une réaction quelconque ; il est vrai que pour parer à l'objection et pour expliquer le mystère, on invoque je ne sais quelle influence des succussions dont on s'est plu à faire une règle, une condition de rigueur, pour le mélange ou la dissolution du médicament à chaque atténuation. C'est par là que les homœopathes (car je ne veux rien dissimuler de leurs arguments), prétendent répliquer aux plaisanteries concernant la possibilité de faire du lac de Genève, avec un grain de quinine, par exemple, un inépuisable réservoir de gouttes fébrifuges. « Non, disent-ils, le lac
» de Genève ne peut être un véhicule homœopathique, parce que,
» sans dilutions successives et sans les succussions voulues, le

» médicament ne s'y trouverait ni également réparti ni *dyna-*
» *misé.* » Qu'est-ce donc, qu'est-ce que cette *dynamisation* du médicament? On vous répondra que si, d'atténuation en atténuation,
les propriétés ordinaires du médicament vont diminuant et dis-
paraissant, les succussions, au contraire, en accroissent de
plus en plus la propriété homœopathique ; maintenant, com-
prenne qui pourra cette étrange contradiction entre l'atténuation et la *dynamisation*. Ne nous étonnons donc pas qu'on nous
dise que, pour guérir un malade, il n'est pas même besoin de
lui faire avaler ni poudre ni gouttes, ni globules, mais seulement
de lui mettre sous le nez une toute petite fiole, un simple flaire
homœopathique : ainsi le praticien homœopathe peut-il tenir
dans la poche de son gilet une pharmacie tout entière et de quoi
survenir à tous les malades d'un empire; ainsi se targue-t-il fiè-
rement de pouvoir dire, comme Bias : « Je porte tout avec moi ».
Omnia mecum porto. (Bigel) *Op cit*, pag. 261 ;

7° Hahnemann pose une étiologie de sa façon et particulière-
ment *en ce qui concerne les maladies chroniques, une étiologie absolue.* Il les ramène toutes, sous ce rapport, à trois genres, la *syphilis*, la *sycose*, la *psore* (la gale), trois grandes maladies
dont les virus existent, suivant lui, depuis le commencement du
monde. Voilà la triade sinistre à laquelle, systématiquement et par
voie d'assertion non moins gratuite que tranchante, il rapporte
l'origine de tout ce qui n'est pas maladie aiguë. La *psore* surtout
(eh! pourquoi ne dit-il pas tout bonnement la gale, lui qui criait
si fort contre les mots grecs?) la psore est, pour lui, un fantôme
d'une incroyable ubiquité, une sorte de protée qui multiplie à
l'infini ses inimaginables métaphores.

Écoutons-le seulement parler de nos maladies présentes. *Organon,* n° 80. « La psore est la seule vraie cause fondamentale et vrai-
» ment productive des innombrables formes morbides, qui, sous
» le nom de faiblesse nerveuse, hystérie, hypochondrie, manie,
» mélancolie, démence, fureur, épilepsie et spasmes de toute
» espèce, ramollissement des os ou rachitisme, scoliose et cy-
» phose, carie, cancer, fongus hématode, tissus accidentels,
» goutte, hémorroïdes, jaunisse et cyanose, hydropisie, aménor-
» rhée, gastralgie, hématurie, asthme et suppuration des pou-

» mons., impuissance et stérilité, migraine, surdité, cataracte et
» amaurose, gravelle, paralysie, abolition d'un sens, douleurs
» de toute espèce, etc., etc., figurent dans les pathologies comme
» autant de maladies propres, distinctes et indépendantes les
» unes des autres. » Eh bien, que vous en semble? A ce compte,
que de galeux et de galeuses ne sommes-nous pas, qui, certes,
ne nous en doutions guères !

8° Enfin, les *maladies aiguës* forment donc *le second embran-chement de la nosographie homœopathique*. Les médicaments des-tinés à traiter les maladies aiguës sont nommés *médicaments ap-soriques*, par opposition aux médicaments psoriques, qui s'adres-sent à la plupart, disons même à la presque totalité des maladies chroniques. Quant à la subdivision de l'embranchement des mala-dies aiguës, la voici, en *trois classes* aussi : 1° *maladies acciden-telles sporadiques*; 2° *maladies épidémiques*; 3° *maladies médici-nales*, celles qui sont dues comme je l'ai déjà dit, à l'action d'un médicament. Voilà, lecteurs, les huit articles qui résument et re-présentent toute l'hérésie de Hahnemann. Outre cette homœopa-thie pur sang, il s'est élevé des sectes schismatiques et bâtardes, et, entre autres, il y en a deux qui vont faire le sujet du paragra-phe suivant, les isopathes et les insuffisientistes.

L'isopathie, au lieu de *similia similibus*, prend pour devise et pour loi, *œqualia œqualibus*. Peu contente des *similia*, elle est à la recherche des *simillima*. C'est l'homœopathie poussée au su-perlatif. Lux, vétérinaire de Leipzig, fut l'inventeur de ce nou-veau degré de l'homœopathie, et, par exemple, pour guérir les chiens d'appartement de leur étrange et sale appétit pour les ex-créments humains, il leur en administre une dilution *dynamisée*, sous le nom d'*humanine* !...

Que dire de tout cela, grand Dieu ? Une fois lancée sur les rails d'une idée fantastique, jusqu'où l'imagination des hommes ne se laisse-t-elle pas emporter ?

Les insuffisientistes sont ceux qui ne considèrent pas l'emploi des remèdes homœopathiques comme une médecine suffisante, et qui, par une sorte d'éclectisme, ne se font pas faute d'y adjoin-dre les remèdes de la médecine ordinaire de la médecine ortho-doxe et classique.

Comme les isopathes, les insufficientistes sont, aux yeux des vrais fidèles de l'homœopathie, des schismatiques dignes de mépris.

Hahnemann a crié anathème sur eux, à cet égard ; laissons-le parler lui-même : « L'homœopathie ne veut pas une seule goutte » de sang ; elle ne purge pas, et ne fait jamais vomir, ni suer ; » elle ne répercute aucun mal externe par des topiques et ne » prescrit ni bains chauds, ni lavements médicamenteux ; elle » n'applique ni vésicatoires, ni sinapismes, ni sétons, ni cautè- » res ; jamais elle n'excite la salivation ; jamais elle ne brûle les » chairs jusqu'à l'os, etc., etc. » (*Organon.*)

Arrière donc, messieurs les insufficientistes, tiers-parti justement repoussé de droite et de gauche entre le camp des vrais homœopathes et le nôtre ! arrière, vous, praticiens amphibies !

Réfutation des idées d'Hahnemann.

Bornons-nous à réfuter la pure homœopathie, à en démontrer l'inanité. Le tronc une fois sapé, c'en sera fait de toutes les branches de l'hérésie.

1° *Réfutation théorique.* **A priori,** le précepte *similia similibus* est un précepte qui choque le sens commun. Combattre une maladie, un symptôme, par un agent qui soit de nature à produire sur l'homme sain, une perturbation précisément semblable à cette maladie-là, à ce symptôme-là, c'est là évidemment une idée absurde ; et, cette absurdité mise en pratique purement et simplement, ne pourrait pas avoir d'autre résultat que d'aggraver la situation du malade. Bornée là, l'homœopathie eut été à chaque pas aussi manifestement que cruellement démentie par la nature : elle n'aurait, certes, pas eu le règne d'un jour. Mais, heureusement pour le système, une seconde absurdité vient neutraliser la première : on ose sérieusement prétendre, en dépit de la raison, qu'un agent matériel, réduit à une quantité infiniment petite et presque à zéro, ne se trouve pas inerte, mais qu'il devient de plus en plus actif par le fait même de son fractionnement infinitésimal, et qu'en un mot, sa puissance, sa *dynamisation*, est non pas en raison directe, mais en raison inverse de la masse. La vérité est qu'un millionième de grain du médicament le plus énergique, du poison le plus délétère, n'a plus d'action appréciable sur l'économie. La vérité est que les novemdécillionièmes homœopathiques ne peuvent être, ne sont qu'une mystification thérapeutique; qu'ils ne font absolument ni bien ni mal. L'homœopathie n'est rien, elle n'est qu'un vain nom; c'est, sous un titre nouveau, la médecine expectante, la médecine sans drogues, la médecine se confiant à la nature. C'est la médecine expectante abusivement généralisée, la médecine à l'eau rose partout et toujours, laquelle laisse languir le malade en l'abusant, là où la médecine agissante le tirerait tôt d'affaire, et le laisse mourir là où celle-ci le sauverait. Voilà ce que c'est que l'homœopathie, appréciée théoriquement;

2° *Réfutation pratique.* Il est des esprits amis du merveilleux, portés à croire ce qui est incroyable, disposés à s'écrier, même en matière de physique et de physiologie, comme saint Augustin en matière de foi religieuse, *credo quia absurdum;* sceptiques à l'endroit des preuves de raisonnement les plus fortes et les plus claires, et, par contre, crédules à l'endroit de ce qu'on appelle, à tort ou à raison, les preuves de fait, à l'endroit, par exemple, de toutes les cures miraculeuses ou prétendues telles. Démontrons donc, qu'au creuset de l'expérience, ni plus ni moins que devant le flambeau de la raison, l'homœopathie se trouve réduite à néant.

Les médicaments administrés à dose infiniment petite, ont-ils sur l'économie animale l'action qu'on nous dit? ont-ils une action quelconque qui se fasse apercevoir? L'un des Chrysostômes de l'homœopathie parisienne a eu beau lancer les fières paroles que voici : « Il est dans les vues de la nature, que tout médicament déve-
» loppe sur l'homme sain une maladie artificielle du même ordre
» que *celle qu'il a puissance de guérir. C'est un fait :* on ne dispute
» pas avec les faits. *Que les ennemis de l'homœopathie expéri-*
» *mentent sur eux-mêmes,* et ils seront convaincus. » (L. Sim. *Doctrine de Hahnemann,* p. 51). Eh bien, l'auteur d'une pareille assertion, produite avec tant d'aplomb, n'a pourtant pas voulu accepter le défi que, dans le temps, lui proposait M. le docteur Marmorat : il s'agissait d'expérimenter sur sa personne et de recon-

naître ainsi tel ou tel globule homœopathique dont il ne saurait pas d'avance la nature, toutes garanties prises et fixées par lui-même pour la parfaite sincérité de l'épreuve et pour l'impossibilité des supercheries. Après avoir lui-même provoqué le défi, il se ravisa et ne voulut plus relever le gant ; que penser de cela, hommes de bonne foi ? Je vous renvoie à sa propre narration. (L. Simon. *Leçons de méd. homœopathique*, Paris, 1835), leçons faites à l'Athénée ; et, ce que M. L. Simon n'a pas voulu, nul homœopathe, soyez-en sûr, ne le voudra, ne s'y risquera. Citons, encore, M. le professeur Andral, dont le talent d'observation et la véracité sont au-dessus de tout soupçon. Or, que déclarait-il en pleine séance de l'Académie de médecine (mars 1835)? qu'il avait fait bien des expériences de ce genre ; qu'il avait fait plus de cent expériences, et que toutes avaient été contraires à l'homœopathie ; ce qu'il y a de plus curieux, c'est qu'en s'administrant à lui-même ainsi qu'à onze autres personnes du quinquina à dose sensible, allopathique, raisonnable (comme on voudra dire, c'est tout un), il n'a jamais vu paraître une ombre de fièvre intermittente : éclatant démenti à l'idée première d'où l'homœopathie prit naissance dans le cerveau de Hahnemann. Pour en revenir aux doses infinitésimales, il est clair comme le jour qu'elles ne produisent aucun effet sensible ; qu'elles sont d'une innocence parfaite. Certes, elles ne font pas de mal.

Dès que l'homœopathie parut, elle fit les plus magnifiques promesses ; elle se vantait de vaincre toutes les maladies ou presque toutes, surtout les maladies aiguës. Hahnemann affirme que la jusquiame est le remède homœopathique de la rage. Hé bien, ni lui, ni personne, que je sache, n'est jamais venu proposer de guérir publiquement, dans nos hôpitaux, les malheureux enragés.

Feu Gueyrard, de Lyon, qui, le premier, introduisit l'homœopathie en France (il y a de cela une vingtaine d'années), osait dire, dans une brochure qu'il écrivit dès son retour d'Allemagne, que dans ce pays-là, depuis la médecine de Hahnemann, on ne connaissait plus de maladies aiguës qui, si violentes qu'elles fussent, ne cédassent pas au bout de quelques heures, et fort peu de maladies chroniques qui fussent inguérissables. « O médecins » incrédules, s'écriait-il, apprenez la langue allemande, parcou-

» rez l'Allemagne, et vous serez convertis! » Il osait dire cela ;
était-il fourbe ou illuminé? qu'importe. Hélas! il n'est que trop
vrai, nonobstant la venue de l'homœopathie, un pareil âge d'or
n'existe pas encore pour les malades.

Voyons-la dans les hôpitaux (car nous recusons les miracles
qu'elle opère dans l'ombre de la pratique en ville ou par-devant
l'ignorance des gens du monde), voyons-la, dans les hôpitaux et
aux prises avec de sérieuses maladies. Citons quelques faits :

La *Gazette médicale,* année 1833, p. 708 et 776 ; nous y trouvons l'histoire des expériences homœopathiques faites à l'Hôtel-
Dieu de Lyon par ce docteur Gueyrard dont j'ai déjà parlé ; elles
sont racontées par M. Pointe, professeur de clinique médicale.
Une salle de 30 lits fut mise à la disposition du docteur Gueyrard ; il fut libre d'y choisir les malades qui lui conviendraient ;
au bout de dix-sept jours, le docteur homœopathe se retira vo-
lontairement et renonça lui-même à continuer l'entreprise témé-
raire ; il n'avait obtenu aucun résultat avantageux ; il en convenait
lui-même, mais il attribuait ce défaut de succès à l'action des
miasmes délétères, toujours abondants au sein d'un hôpital.

A peu près dans le même temps que Gueyrard à Lyon, un professeur de la faculté de Naples, de Horatiis, qui, comme le fit
plus tard, à Montpellier, Risueno de Amador, renia Hyppocrate
et traîna sa toge (exemples heureusement rares) dans les voies de
l'homœopathie, commit, lui aussi, l'imprudence de se mettre en
scène sur le terrain de l'hôpital ; il échoua. C'est ce que déclarait
à l'Académie de médecine le vénérable Esquirol, qui s'était trouvé
à Naples lors de cette publique mésaventure du professeur
apostat.

L'Union médicale, 17 avril 1849, a constaté l'insuccès et la déception des homœopathes qui s'étaient engagés à guérir par les
globules les galeux de l'hôpital Saint-Louis. Témoin oculaire de
l'humiliant échec de ces messieurs, M. Gosset, interne alors, at-
taché au service de M. Bazin, qui avait permis que ces expériences se fissent, raconte tout au long la chose dans un article intitulé : *Encore l'homœopathie.* « Depuis plusieurs mois, dit-il, des
» membres distingués de l'homœopathie conduisent à leur gré une
» expérimentation sur la gale à l'hôpital Saint-Louis ; ils sont as-

» sistés d'hommes spéciaux et consciencieux, guidés seulement
» par l'intérêt de la science et l'amour du vrai... Sept malades at-
» teints de gale ont été traités exclusivement par l'homœopathie;
» et dans les sept cas, les expérimentateurs, honteux et confus,
» jurèrent, mais un peu tard, qu'on ne les y prendrait plus. »

Conclusion. Concluons cet article déjà trop long, peut-être
beaucoup plus long que ne le comporte l'importance du sujet. Y
a-t-il dans l'homœopathie quelque vérité nouvelle? y a-t-il quelque
chose à remarquer et à sauver du mépris? Non, cent fois non, il
n'y a rien qu'erreur, médecine expectante et charlatanisme.

A cet égard, je ne saurais que répéter ce qu'a écrit le professeur Requin, de regrettable mémoire, dans la *Thérapeutique générale de ses éléments path.* (pag. 286): « Ce que nous repoussons
» de toutes nos forces. c'est d'admettre l'homœopathie, même de
» nom, dans la sphère de la médecine honnête et raisonnable.
» Lorsqu'un mot est sous l'enseigne du charlatanisme, lorsqu'il
» ne fait que couvrir, sous un faux vernis d'apparence scientifi-
» que, l'industrialisme médical le plus éhonté, y eût-il dans ce
» mot un point de vue vrai, mieux vaudrait le proscrire et le rayer
» comme étant à jamais d'ignominieuse mémoire. »
Patience! patience! le météore de l'homœopathie s'évanouira
tôt ou tard, comme se sont évanouis déjà, dans le cours des âges,
tant d'autres utopies médicales ou autres. La bonne médecine,
celle qui reconnaît pour père l'admirable auteur du livre de l'ancienne médecine *(Péri archaiés intrikès)* celle qui, ennemie de
l'illusion et du mensonge, ne promet pas au monde plus qu'elle
ne peut tenir, continuera toujours de vivre et de grandir petit à
petit avec les autres sciences.
O dix-neuvième siècle! si vain de tes lumières et du brevet de
supériorité que tu te complais toi-même à te décerner! quels ne
sont pas tes dédains pour les erreurs des siècles passés! comme
tu prends en pitié, par exemple, le seizième siècle, le beau siècle
de la renaissance, en y voyant le crédit que, parmi le peuple,
parmi les grands, parmi les savants même, on accordait encore à
l'astrologie judiciaire, à la démonologie, à la métoposcopie, etc.,
etc.! eh bien, tu as aussi, ô dix-neuvième siècle! tes hontes et tes

plaies. Sans compter bien des points que je ne veux ni ne dois toucher, sans sortir de la compétence du médecin, tu as l'homœopathie, le magnétisme animal, la phrénologie crânioscopique, trois fausses sciences avec leurs professeurs et leurs adeptes, leurs journaux et leurs gros livres ; voilà qui sera, certes, à trois cents ans de distance, un triple sujet de risée à la postérité, voilà de quoi défrayer à nos dépens la verve railleuse des Luciens et des Voltaire du vingt-deuxième siècle.

Le professeur Requin. *Dict. de méd.*, page 346.

Docteur BOUCHARD, de Saumur.

Avril 1857.

Saumur, imp. de P. GODET.—(440-7)